NOTICE

SUR LES

ÉPIDÉMIES DE GRIPPE

A

ORIZABA (MEXIQUE)

QUELQUES-UNES DE SES FORMES CLINIQUES LES PLUS INTÉRESSANTES

SES COMPLICATIONS

SES CONSÉQUENCES PLUS OU MOINS LOINTAINES

INFLUENCE SUR LES MALADIES PRÉEXISTANTES, PROPHYLAXIE ET TRAITEMENT

RAPPORT

DE

M. LE DR GREGORIO MENDIZABAL

Délégué mexicain par l'État de Vera-Cruz
au XIme Congrès International des Sciences médicales
qui a eu lieu à Rome le 28 mars 1894.

PARIS

TYPOGRAPHIE CHAMEROT ET RENOUARD

19, RUE DES SAINTS-PÈRES, 19

1894

NOTICE

SUR LES

ÉPIDÉMIES DE GRIPPE

A

ORIZABA (MEXIQUE)

QUELQUES-UNES DE SES FORMES CLINIQUES LES PLUS INTÉRESSANTES

SES COMPLICATIONS

SES CONSÉQUENCES PLUS OU MOINS LOINTAINES

INFLUENCE SUR LES MALADIES PRÉEXISTANTES, PROPHYLAXIE ET TRAITEMENT

RAPPORT

DE

M. LE DR GREGORIO MENDIZABAL

Délégué mexicain par l'État de Vera-Cruz
au XIme Congrès International des Sciences médicales
qui a eu lieu à Rome le 28 mars 1894.

PARIS

TYPOGRAPHIE CHAMEROT ET RENOUARD

19, RUE DES SAINTS-PÈRES, 19

—

1894

NOTICE

SUR LES

ÉPIDÉMIES DE GRIPPE

A ORIZABA (MEXIQUE)

Pendant les séances de la xxie Assemblée amériricaine de santé publique qui ont eu lieu dans la ville de Chicago au mois d'octobre de l'année dernière, j'ai présenté un exposé des épidémies qui ont sévi sur la ville d'Orizaba pendant les quatre dernières années, dans le but d'attirer l'attention des membres de la susdite Assemblée sur l'importance de l'étude de la grippe, et de proposer les moyens scientifiques à mettre en pratique pour diminuer ses ravages, opposer une digue à ses invasions réitérées, l'anéantir s'il est possible, et délivrer le genre humain de ce nouveau fléau qui le décime.

Aujourd'hui que le gouvernement de l'État de Vera-Cruz m'a honoré de sa confiance pour représenter mon pays auprès de cette auguste réunion, je me fais un devoir, non seulement de transcrire brièvement le résumé des observations que j'avais faites à l'époque citée, mais aussi de rapporter celles que j'ai eu occasion de faire depuis, c'est-à-dire pendant mon dernier séjour à Orizaba, qui date de la fin de novembre jusqu'au commencement de février de cette année; ce qui me permettra en plus, par voie d'amplification, d'exposer avec plus, de détails quelques-unes des formes cliniques de la grippe, ses complications, ses suites, sa prophylaxie et son traitement.

Dès le mois de février 1890, l'influenza a cessé d'être pour la première fois, à Orizaba, une de ces maladies endémiques catharrales qui nous visitaient fréquemment pendant la saison d'hiver.

Après avoir parcouru l'Europe, elle fit sa première apparition chez nous dans le mois susdit. Elle dura un peu plus de deux mois, et ce fut alors, sans doute, qu'elle causa le plus de ravages.

Elle reparut pour la seconde fois au mois de décembre 1890, dura tout l'hiver et disparut en mars 1891.

Elle fit sa troisième invasion en janvier 1892 et y resta jusqu'à la fin de mars. La dernière fois qu'elle nous visita fut en février 1893 et s'en alla en avril.

La durée moyenne de ces quatre épidémies a été de trois mois, et les plus courtes, qui ont été celles de 90 et 92, affectèrent un caractère plus grave.

Les épidémies de grippe qui ont été les plus graves de toutes, sont celles qui coïncidaient avec l'époque où les vents impétueux du sud-ouest règnaient, lesquels sont secs et ardents, et font baisser sensiblement le baromètre.

Dans toutes ces épidémies, les enfants étaient, la plupart du temps, épargnés, et elles ne prenaient chez eux, que les formes catarrhales bénignes.

Nous avons eu toutes les formes que la maladie revêt en Europe, mais modifiées par la localité, et ordinairement beaucoup moins graves.

Les formes thoraciques étaient plus ou moins mêlées à la forme nerveuse et gastro-intestinale ; et quelquefois, quoique rarement, ces deux formes isolées.

Comme caractères particuliers de la grippe dans toutes ses formes, les plus accentuées furent : la brusquerie du commencement, le grand affaiblissement des malades, les douleurs dans les orbites, localisées derrière les globes oculaires, l'hyperestésie générale, la rachialgie insupportable, les douleurs dans tout le corps, qui interdisaient aux malades tout mouvement. Le vertige, si fréquent dans les formes européennes, a été chez nous, un symptôme exceptionnel. Les convalescences étaient longues et parfois plus longues que la maladie elle-même ; l'état de dépression, tant des forces physiques que de l'énergie morale et intellectuelle, dans lequel restaient les malades, était toujours remarquable.

Dans les formes franchement nerveuses : l'insomnie, les hallucinations, le délire conscient, la céphalalgie intense, et tout le cortège des symptômes qui décèle la profonde impression reçue par le système nerveux, quand l'organisme est la proie des germes de toute maladie infectieuse.

Les formes thoraciques qui dominaient toujours dans toutes les épidémies de la grippe, se manifestaient sous toutes leurs phases, depuis le catarrhe simple, la laryngite et la trachéite, jusqu'à la broncho-pneumonie massive, pseudo-lobaire et, parfois, la véritable pneumonie croupale.

Les cas de bronchite présentaient les mêmes particularités qu'en Europe : persistance de la toux pendant plusieurs jours, et même pendant plusieurs mois après la période aiguë, et résistance à tout traitement médical.

Les cas de pneumonie fournissaient le plus grand contingent à la mortalité, tout en étant assez rares à Orizaba. Les phénomènes congestifs dominaient ;

le frisson initial était peu intense; le point de côté
léger; les râles, plutôt sous-crépitants que crépi-
tants; les crachats étaient peu teints, très visqueux;
dyspnée grande, et souvent sans relation avec l'am-
pleur de la zone enflammée; l'asphyxie imminente,
amenant parfois la mort.

Les pleurésies se présentaient rarement : elles
étaient toujours sèches ou séro-fibrineuses, mais rarement purulentes; et, dans ce dernier cas, toujours
mortelles, malgré l'intervention à temps d'une opé-
ration chirurgicale.

Toutes les formes thoraciques, principalement la
bronchique et la pneumonique, ont servi souvent de
réactif pour découvrir des tuberculoses latentes et
pour imprimer à celles qui étaient dévoilées, une allure galopante ou, au moins, pour faire progresser
sensiblement la maladie.

Chez les cardiopathiques, brightiques et pneumo-
pathes, toutes les formes broncho-pneumoniques
étaient toujours très graves. Chez les premiers surtout,
si les malades ne succombaient pas brusquement par
quelque accident asystolique, il y avait en eux une
aggravation considérable, à cause de l'excessif travail
que le cœur était obligé de faire, pour vaincre les
obstacles que la circulation du sang rencontrait
dans les organes respiratoires.

Maintes affections cardiaques qui étaient restées ignorées, apparurent après la grippe chez des personnes qui paraissaient jouir d'une parfaite santé.

Quelques-uns les attribuaient à l'abus ou à l'usage de l'antipyrine.

La grippe a-t-elle servie de réactif pour déceler des maladies latentes, ou furent-elles le résultat de myocardites ou endocardites déterminées par l'*influenza*, comme cela se voit dans n'importe quelle autre maladie infectieuse? Je crois que les deux choses eurent lieu, parce que j'ai la ferme certitude que, dans quelques cas, aucun précédent d'une lésion cardiaque ne préexistait.

*
* *

Les deux premières fois que la grippe s'est présentée à Orizaba, dans la saison printanière (et il faut se rappeler que le printemps commence dans nos latitudes au commencement du mois de février), elle prit la forme gastro-intestinale, non seulement comme complication accessoire, mais avec des caractères tellement aigus, qu'ils réglaient, pour ainsi dire, l'évolution clinique de la maladie. Ce n'était pas simplement l'état *saburral* (langue sèche, blanche au centre, rouge sur les bords, anorexie, soif, etc. ; etc.), mais encore les vomissements bilieux, douleurs gastriques, coliques intestinales, grande diarrhée, et quelquefois des déjections riziformes qui contribuèrent de beaucoup à augmenter la mortalité.

Quant aux manifestations cutanées de l'*influenza*, j'en ai pu observer plusieurs cas (surtout pendant l'épidémie qui régna au cours de l'hiver 1890-1891); elles se présentaient sous forme de taches de rougeole. Cependant il n'y avait point de rougeole en ville, il n'y en eut même point quand l'épidémie de grippe fut passée); ces cas, qui étaient accompagnés de fortes douleurs aux genoux, me rappelaient la dengue avec laquelle la grippe a évidemment une étroite parenté nosologique, à tel point que, certains médecins croient que la grippe est la dengue des pays septentrionaux, comme la dengue est la grippe des pays chauds. Toutefois, ces cas présentaient toujours une remarquable bénignité.

Dans deux cas particuliers, j'ai vu la grippe causer l'avortement chez des femmes qui n'avaient point d'autre motif ni de prédisposition pour avorter ; et dans quatre cas, je l'ai vue éveiller des accidents septicémiques puerpéraux qui prirent des allures très graves, sans toutefois amener la mort.

A Orizaba, la grippe n'a point présenté ces tendances marquées aux rechutes qu'elle a présentées en Europe malgré les imprudences commises par les malades; mais lorsque ces cas se produisaient, les formes changeaient complètement, comme le Professeur Jaccoud l'a fait si bien observer.

Quelquefois, pendant les épidémies du printemps, les cas de grippe affectaient des formes qui dénonçaient sa complication avec le paludisme, comme celle d'une rémitence typhoïque; d'autrefois ils étaient accompagnés de troubles dans les fonctions de l'organisme, non fébriles, périodiques, sans atteindre la forme pernicieuse, mais atteignant la larvée qui cédait aisément à la quinine; les malades avaient des sueurs profuses, un épuisement profond, des névralgies variées, etc., etc.

Ces complications étaient rares. J'ai pu observer qu'aux époques où la grippe régnait, l'intoxication tellurique n'a pas eu d'importance, ce qui a été dû probablement à la saison d'hiver (époque à laquelle elle apparaît presque toujours) lorsque les manifestations du paludisme sont excessivement rares.

La mortalité à Orizaba a augmenté du double, ou au moins du tiers, pendant les mois où la grippe y a séjourné.

*
* *

Pour compléter cette histoire sommairement reproduite à grands traits, qui renferme ce qu'il y a de

plus saillant dans les modalités affectées par la grippe
pendant les quatre incursions qu'elle a faite à Orizaba,
je vais ajouter quelques détails sur certaines formes
cliniques qui mettent le praticien placé au chevet du
malade dans une grande perplexité pour établir un
diagnostic différentiel, car parfois cette maladie revêt l'aspect symptomatique d'affections qui, au pre-
mier abord, paraissent lui être absolument étrangères.
Je ne veux pas me rapporter à ces cas où elle semble
ouvrir la porte à un autre genre d'infections, car ce
sont alors d'autres espèces bactériennes celles qui lui
impriment un caractère différent constituant de véri-
tables complications; je me rapporte seulement aux
modalités qui dépendent de la prédisposition, virulence des germes et mille autres circonstances qui
font de la grippe un véritable *Protée*, et où le médecin
a besoin d'être très sagace pour ne pas s'exposer
à des mécomptes désagréables.

Je vais décrire, avec plus de détails, les complications que j'ai pu observer, les suites plus ou moins
éloignées et les ressources thérapeutiques, desquelles
j'ai tiré le plus grand profit, autant pour maîtriser
les principaux symptômes de cette maladie que pour
la prévenir.

Une des formes cliniques de la grippe qui a attiré
extraordinairement mon attention depuis les pre-

mières fois que je l'ai observée, et que j'ai vu se répéter avec beaucoup de fréquence, a été la pseudo-tuberculeuse ; et je ne l'oublierai jamais à cause des erreurs de diagnostic qu'elle me fit commettre !

Dans tout le littoral du golfe du Mexique, la tuberculose, sous toutes ses formes, est extrêmement fréquente, mais essentiellement la pulmonaire ; et à Orizaba, malgré les 1236 mètres d'altitude, les ravages que le bacille de Koch fait dans toutes les étapes sociales sont remarquables. Les familles chez lesquelles il n'y a pas quelques antécédents tuberculeux héréditaires, ou au moins quelqu'un ou quelques-uns de leurs membres prédisposés à acquérir cette terrible maladie, sont très rares dans notre pays.

Je l'ai déjà dit, et je le répète : la grippe a été, dans beaucoup de cas, la pierre de touche qui démasqua des tuberculoses latentes. Cela nous a fait redoubler notre vigilance et nous a forcés à être à l'affût de la plus légère manifestation capable de révéler le danger ; et comme, justement alarmés, nous avons plus d'excuse pour avoir hésité maintes fois dans le diagnostic, et même pour en avoir exagéré le péril, en prenant la grippe comme une première poussée de tuberculose aiguë.

Il me suffira de citer un cas, entre beaucoup d'autres que j'ai dans mes observations, comme un échantillon de cette forme pseudo-tuberculeuse. L'épouse d'un de nos hommes d'État les plus remarquables, fut envoyée par ses médecins de la Capitale au port de Vera-Cruz pour se soustraire aux rigueurs de l'hiver, et rétablir sa santé ébranlée par un emphysème pulmonaire. En quittant Mexico, elle prit la grippe qui se développa à Vera-Cruz, et le docteur qui lui donnait ses soins, justement préoccupé de la forme qu'affectait la maladie, voulut la délivrer de l'influence fâcheuse de l'air de la côte et l'envoya à Orizaba où j'eus occasion de la soigner. Elle avait alors une fièvre continue à type inverse, irrégulier, une bronchite très généralisée, surtout accentuée vers le sommet gauche, retentissement de la voix, notable exagération des vibrations thoraciques, râles limités et fixes dans cet endroit, expectoration abondante et d'un aspect entièrement nummulaire, sueurs profuses, maigreur inquiétante..... le diagnostic s'imposait! En présence de ce tableau, mon illustre collègue, le Dr Vado et moi, fîmes un pronostic très réservé ; et ce ne fut que le résultat de l'examen microscopique des crachats, négatif au sujet du bacille de Koch, qui put nous faire changer d'opinion. Le succès du traitement médical que nous avons entrepris, vint nous tranquilliser tout à fait.

Les bonnes conditions hygiéniques dont put jouir

la malade, l'air pur de la campagne, le calomel à doses répétées, et ensuite l'arséniate de strychnine, les révulsifs et la bonne alimentation nous ont procuré la satisfaction de voir atténuer et disparaître bientôt, en peu de jours, ces symptômes si alarmants et les choses revenir à l'état où elles étaient auparavant, avec une légère poussée à l'emphysème.

Ce cas a eu lieu il y a un an, et depuis j'ai eu l'occasion de revoir cette respectable dame, non pas en état de santé parfaite, parce que cela est impossible, mais bien sans aucune manifestation ultérieure de la tuberculose qui nous avait tant effrayés.

J'ai parmi mes notes un cas très récent qui, lui aussi, est plein d'intérêt, concernant cette classe de formes cliniques thoraciques, survenu pendant les premiers accès de la grippe de cette cinquième invasion qui se trouve à cette heure dans tout son développement.

Il s'agit de M. O. A..., âgé de cinquante ans. Robuste et de bonne constitution, il a toujours joui d'une bonne santé; pas d'antécédents héréditaires tuberculeux; mais il a perdu, il y a quelques années, une de ses sœurs, victime d'une tuberculose pulmonaire typique. La grippe l'a attaqué sous une forme bénigne, mais il lui est resté une toux opiniâtre, quinteuse, suffocante, accompagnée d'accès fébriles nocturnes, qui allaient en augmentant par degré jusqu'à atteindre des températures de 39 et demi et 40°, anorexie, insomnie, sueurs légères matinales; peu d'expectoration, mais les crachats étaient nettement purulents, fusionnés; amaigrissement perceptible, quoique non exagéré. Quand il m'a consulté, il y avait vingt jours qu'il était malade; j'ai trouvé une matité très accentuée dans les deux sommets, surtout dans le droit, exagération des vibrations thoraciques, respiration très soufflante, presque tubaire, gros râles humides qui éclataient brusquement sous l'oreille, au moindre effort de toux; en un mot, des phénomènes nettement cavitaires qui pouvaient faire croire qu'il s'agissait d'une tuberculose d'allure galopante. Si d'autres cas antérieurs ne m'eussent point appris cette apparence de tuberculose revêtue par la grippe, j'aurais été indécis dans mon diagnostic; mais je me crus autorisé à rassurer la famille, en lui disant qu'il était question d'un cas grave d'*influenza*, mais non désespéré, et le temps est venu justifier mon opinion. Avec la quinine, les révulsifs, le kermès, la codéine, le terpinol et le benzoate de soude, cet état alarmant fut conjuré, et deux semaines après, en examinant de nouveau le malade, je reconnus que les signes physiques accusés par l'auscultation et la percussion étaient sensiblement atténués : les crachats étaient muqueux, l'appétit rétabli, la fièvre et les sueurs avaient disparu, et le malade s'était de nouveau livré à ses occupations. Je ne fis pas examiner les crachats bactériologiquement, mais les résultats ultérieurs ont démontré avec toute évidence que le bacille de Koch n'a joué aucun rôle dans ce processus pathologique.

Néanmoins, je crains beaucoup que chez ce malade, comme chez d'autres que j'ai vus dans les épidémies précédentes, tout n'en finisse point là. Il y reste encore quelques râles fixes de gros volume, la respiration est soufflante, il y a un peu de bronchophonie, et les vibrations thoraciques sont un tant soit peu exagérées ; mais s'il ne s'agit que d'une sclérose interstitielle avec dilatation légère des bronches, — comme je l'espère, — la bonne hygiène et un traitement médical approprié en viendront facilement à bout.

Toutefois, c'est un candidat à la phtisie tuberculeuse, qu'il faut surveiller beaucoup et de le prévenir — comme je l'ai fait du reste — du danger dans lequel il se trouve. Il n'y a pas encore de germes tuberculeux, mais la grippe leur a préparé le chemin qu'ils trouveront facile et ouvert, et une fois en possession de l'organisme, ils y trouveraient un terrain favorable.

Par ces deux exemples, que je pourrais multiplier extraordinairement, on comprendra de quelles difficultés est entouré le diagnostic dans des cas semblables; difficultés insurmontables sans le secours précieux de l'examen bactériologique des crachats, car aucun des symptômes classiques de la grippe ne serait suffisant pour faire disparaître certains doutes. Et ceux qui luttent journellement contre les maladies savent trop bien comment elles se masquent, comment elles passent inaperçues, et combien de fois même les symptômes pathognomoniques manquent.

Recourir à l'expédient de Botkine, en rapportant toutes les affections locales, et généralement mal définies, à la maladie qui prédomine ou règne, serait exposer souvent le médecin à tomber dans des erreurs déplorables.

*
* *

Les formes de la grippe que simulent quelques-unes des fièvres éruptives mettent souvent aussi le médecin dans un grand embarras pour établir avec certitude le diagnostic, et plus encore, dans ces cas où il est du plus grand intérêt de le fixer dès le début, autant pour le pronostic qu'ils ont à faire que pour les mesures d'isolement qu'il est urgent de recommander.

Dans une des épidémies passées, j'ai vu souvent des cas de grippe dans lesquels se présentaient des éruptions morbideuses qui simulaient entièrement la rougeole, et l'ensemble des symptômes était si ressemblant, qu'il eût été impossible de préciser le diagnostic; mais, je le répète, en le faisant, je n'avais qu'un intérêt scientifique, en raison des conséquences insignifiantes ou nulles que pratiquement devait avoir l'erreur commise. Les règles de comparaison conseillées si précieusement par Teissier pour fixer le diagnostic, telles que : « Les accidents dans la grippe ont un début beaucoup plus rapide que dans la rougeole; — les phénomènes éruptifs peuvent se manifester dès les premiers jours de l'invasion fébrile; — le sentiment de courbature est plus grand, la rate plus volumineuse; — tous les phénomènes, enfin, ont une évolution beaucoup plus rapide » me paraissent plus théoriques que pratiques et n'ont jamais pu me tirer d'affaire.

Il n'en est pas de même pour les formes scarlatineuses où le diagnostic s'impose à cause de la grande différence de gravité et des mesures énergiques d'isolement qu'il faut ordonner. Néanmoins il est aussi très difficile de le faire dans les premiers moments. Seulement, en attendant que certains signes d'évolution se développent, on peut émettre un jugement fondé.

Ainsi, par exemple, dans une des épidémies pas-sées, quand on n'enregistrait point dans la ville un seul cas de scarlatine, l'érythème scarlatiniforme se présenta chez quelques grippeux avec rougeur interne de la gorge, et même des exsudats pultacés recou-vrant les amygdales, des vomissements ; en un mot, le tableau complet des symptômes de la scarlatine. Je les ai pris comme tels, au point de demander l'iso-lement ; mais ils furent tellement bénins, que mes craintes bientôt se dissipèrent. J'observais ensuite que l'éruption était plus diffuse, mais moins piquetée que dans la vraie scarlatine ; qu'elle se généralisait rapidement ou se bornait à envahir des parties déter-minées de la peau ; qu'elle était plus fugace et ne laissait point la desquamation classique, et je trou-vais justifiés tous ces détails différentiels sur lesquels Teissier insiste et qui peuvent être très utiles pour faire un bon diagnostic, quoique *a posteriori*.

Mais les choses ne se passent pas toujours ainsi : J'ai actuellement un cas en observation, dont le diag-nostic me semble difficile.

Depuis la fin de l'année dernière, des cas de scar-latine se sont présentés dans la ville d'Orizaba, qui ne sont pas arrivés à prendre les proportions d'une épidémie. Il y en a eu peu, et en général sans gravité. L'épidémie de grippe a débuté au commencement de

·l'année et jusqu'à ce jour elle va en augmentant.

Le 28 janvier de cette année, je fus appelé pour soigner Mme J.-P. de L..., agée de cinquante-neuf ans, douée d'un tempérament lymphatique-nerveux; la veille, cette dame jouissait en apparence d'une santé complète. Elle avait souffert jadis d'un catarrhe intestinal dont elle était guérie, et elle avait engraissé d'une façon remarquable au point de devenir polysarcique. Il y a trois ans, elle avait eu la grippe à forme thoracique, cette grippe était compliquée d'une pleuro-pneumonie, dont elle avait guéri également sans qu'aucune trace n'en restât. Dans sa famille, qui est nombreuse, il ne s'était présenté aucun cas de grippe, mais, trois jours avant sa maladie, un de ses fils était arrivé de Pachuca, convalescent d'un sérieux accès de grippe à forme laryngo-trachéo-bronchitique. Il était encore presque aphone. Ce jeune homme apporta sans doute dans sa famille les germes d'une maladie qui devait emporter sa mère.

Dans la matinée du même jour (28), la susdite dame sentit un léger frisson, des nausées; elle eut même un vomissement muqueux. Ensuite elle eut un accès de fièvre (39°) accompagné de grande courbature, vertige, céphalalgie, enrouement, catarrhe oculo-nasal, oppression de poitrine; tous les symptômes d'une invasion de la grippe, à forme mixte dominante.

Je lui prescrivis un cathartique, du repos, et, le soir,
la quinine associée à l'antipyrine. Le 29, la température baissa à 38° 5/10 et s'y maintint toute la journée.
Les nausées continuèrent, mais il n'y eut plus de vomissements. La céphalalgie disparut. Le 30, dans la
matinée, la même température, mais à partir de midi
le thermomètre marqua 39° 5/10 et s'y maintint jusqu'aux premières heures du 31, où il commença à
baisser, et arriva à 38° à 6 heures du soir. Dans ce
laps de temps, le malade prit seulement de l'antipyrine. Cet après-midi-là, je remarquai que la peau du
cou, de la face et des mains, était gonflée et présentait une éruption écarlate diffuse, pas très piquetée;
en examinant le reste du corps, je vis qu'il était entièrement envahi par l'éruption. Elle ne lui causait point
de démangeaison.

La gorge était sèche et très rouge, mais sans aucun exsudat. Je lui prescrivis un gargarisme antiseptique et astringent, et je continuai avec l'antipyrine,
ayant soin de la donner à plus grands intervalles. La
malade prenait le lait sans répugnance, et, à l'excep-
tion d'un grand accablement, elle ne se plaignait de
rien. Du 1er au 2 février vers midi, tout continuait de
même. Mais à partir de ce moment-là, la température commença à monter et se maintint en oscillant
entre 39° et 39° 5/10, malgré la phénacétine que je

substituai à l'antipyrine. L'éruption commença à
s'effacer ce jour-là. Les déjections étaient faciles et
naturelles; l'urine, de couleur foncée dès le début,
mais en quantité normale, accusait, depuis le 2, une
légère quantité d'albumine. Le pouls commençait à
devenir arythmique, et la malade montrait par son
pouls et sa respiration haletante les efforts insuffi-
sants du cœur, infiltré de graisse. Je revins à l'antipyrine, l'associant de nouveau à la quinine et à l'arséniate de strychnine, et les administrai par la voie
hypodermique, ne comptant plus sur l'absorption
gastro-intestinale. Malgré tout cela, la température,
depuis la nuit du 3, continua à monter jusqu'à arri-
ver à 40°, le 4, à une heure du soir.

A cette heure on put prévoir une fin prochaine.
L'angoisse alla en augmentant. La température aug-
menta aussi, jusqu'à atteindre 43° à deux heures du
matin du 5, heure à laquelle la malade succomba dans
l'hyperthermie, en proie à un délire bruyant qui ne
se présenta que dans les derniers instants. Le *foie* et
la *rate* de cette malade *restèrent* toujours normaux.

Cette dame a-t-elle eu une grippe à forme scarla-
tineuse, ou a-t-elle eu la grippe et la scarlatine à la
fois; cette dernière, dans sa marche plus ou moins
modifiée autant par l'infection grippale que par l'âge,
qui, comme nous le savons, imprime des change-

ments remarquables dans la modalité de beaucoup de maladies? Était-ce une forme clinique de la grippe, ou était-ce la grippe compliquée d'une intervention microbienne nouvelle? Je penche vers cette dernière opinion; mais, n'ayant aucune base de sûreté pour la soutenir, on doit convenir, comme je le disais plus haut, que malgré les règles que nous trouvons dans les livres pour faire ce diagnostic différentiel, ces règles sont entièrement insuffisantes quand on se trouve au chevet du malade.

*
* *

La grippe chez nous se présente parfois sous la forme d'une rémittence de longue durée, quelques fois très grave, mais dominée, comme l'est notre constitution médicale, par l'impaludisme, qui imprime un certain caractère à toutes les maladies et souvent règle complètement leur évolution clinique ; la plupart des fois, elle est plutôt une complication qu'une forme. C'est une affection secondaire qui tire profit de la large brèche que la grippe ouvre toujours dans l'organisme. Cette complication est cependant moins fréquente qu'on ne le devrait supposer, grâce à la saison d'hiver, dans laquelle, comme je l'ai dit plus haut, nous visite l'influenza. Ces rémittences, précédées ou accompagnées de la grippe, n'ont rien offert de particulier dans leur manière d'être, et ne m'ont pas paru non plus d'un caractère plus grave que celles qui se présentent isolément.

*
* *

Une des choses les plus surprenantes dans la grippe, c'est l'état précaire et débilité dans lequel elle laisse les malades ; l'anémie profonde qu'ils conservent longtemps ; la grande sensibilité, la tendance à s'impressionner facilement aux moindres causes physiques ou morales ; prédisposition à reprendre la maladie à chaque épidémie, et l'état neurasthénique parfois exagéré relativement à la bénignité de l'attaque, et qui persiste des mois et même pendant des années.

J'ai vu des personnes vigoureuses, pleines de santé et de vie, porter sur leur visage l'impression profonde de leurs souffrances morales après avoir gardé le lit pendant quatre ou six jours à la suite d'un accès, présenter un grand accablement, une grande apathie intellectuelle et morale, un grand manque de disposition et de désir pour se livrer aux occupations quotidiennes. Un convalescent de typhus ou de pneumonie ne reste point dans de pires conditions. Ces malades tardent beaucoup à reprendre l'appétit normal, suent avec profusion, souffrent pendant longtemps de troubles digestifs, de diarrhée, de dyspepsie et même de vomissements ; d'insomnies, de toux incessantes ; ils ont des palpitations et des intermittences cardiaques, et chez beaucoup d'eux, j'ai remarqué la nosomanie portée à un degré inquiétant.

Nombreuses sont les causes que l'on a invoquées pour expliquer ces suites de la grippe d'une manière satisfaisante. Sans doute, l'épuisement nerveux y tient le principal rôle, mais l'opinion de Teissier me séduit beaucoup, en attribuant en grande partie ces accidents à l'insuffisance rénale qui retient longtemps dans l'organisme les toxines secrétées par le microbe de la grippe, favorisant ainsi la production de ces accidents multiples. Dans beaucoup de cas on pourrait les attribuer à la plus grande virulence des germes, de même qu'à la meilleure réceptivité de l'individu ; mais j'ai parmi mes observations, bien des cas dans lesquels il n'y a pas le moindre doute que l'émonction rénale est le facteur le plus important.

A défaut d'examen hémathoscopique et d'expériences urotoxiques comme celles que Teissier a si adroitement entreprises, j'ai pu observer que chez tous ceux qui sont sujets aux souffrances rénales, les conséquences de la grippe sont plus accentuées.

Actuellement, j'ai en observation un malade atteint de pyélo-néphrite ascendante qui, après un accès bénin de grippe, servirait aujourd'hui comme type de la neurasthénie. Il a eu deux attaques pendant les épidémies passées, et il a toujours eu à souffrir, pendant plusieurs mois, les conséquences les plus fâcheuses de cette maladie.

J'ai aussi, parmi mes observations récentes, le cas d'une brightique, à qui, après un sérieux accès de grippe accompagné d'accidents nerveux formidables, qui me firent craindre une crise d'urémie, il lui est resté une hémianesthésie sensitive et sensorielle, zones hystérogènes et des accès épouvantables d'hystérie dont elle n'avait jamais souffert. Elle est d'un tempérament très nerveux, et elle a aussi des antécédents héréditaires nerveux. Son père est un lypomaniaque et sa mère est une hystéro-neurasthénique.

Je ne crois pas, néanmoins, que chez nous l'on doive donner l'importance que Teissier attribut à l'insuffisance rénale, en la considérant comme un élément de première valeur parmi ceux qui influent le plus dans les désordres que laisse la grippe dans l'organisme, parce que, malgré que ces désordres sont très communs et variés, la présence de l'albumine dans l'urine chez nos grippeux n'est pas très fréquente et il faut les rapporter autant à l'état constitutionnel antérieur du malade comme à d'autres causes qui nous restent ignorées et qui peuvent maintenir ou aggraver la toxihémie ; mais, pour cela, l'opinion scientifique et bien fondée de Teissier n'en est pas moins intéressante ni moins utile : elle a ouvert un champ ample et fécond aux investigateurs ultérieurs, et préparé un règne fructueux à la thérapeutique.

Dans l'hyperémie du foie, que l'on observe souvent dans le cours de la grippe en Europe et dans les dérangements fonctionnels inhérents à cette congestion qui supprime tout ou partie des fonctions de cette glande, Teissier entrevoit aussi, d'accord avec Raphély et Bowner, une des causes qui soutiennent et aggravent la toxihémie grippale et qui propage et engendre les accidents restés comme reliquats de l'influenza. Cette assertion est aussi très fondée, mais non pas admissible parmi nous, parce que, malgré les fréquentes altérations matérielles et fonctionnelles que l'on observe dans le foie sur nos côtes, dans le cours de tout genre de pyréxies, il est fort rare de trouver le foie débordant pendant la grippe.

*
* *

Quant à l'action de la grippe sur les maladies préexistantes, j'ai pu observer qu'elle les aggrave toujours, quoiqu'on puisse citer des faits exceptionnels où son évolution n'influe d'aucune façon sur elles.

Pour ce qui se rapporte à la tuberculose, — si commune dans nos climats, et sur laquelle mes observations sont plus nombreuses, — je puis assurer que son influence est toujours funeste même chez une foule de personnes qui en apparence jouissent d'une bonne santé.

J'ai vu l'influenza provoquer l'éclosion de la tuberculose, et, chez ceux où elle s'était déjà manifestée, accélérer la marche de la maladie, déterminer des hémoptysies abondantes et graves, et lui donner un caractère suraigu qu'elle n'avait pas. Son action est tellement fatale sur les malheureux tuberculeux arrivés à la dernière période, que le vulgaire les dénomine : des candidats à la prochaine grippe, parce qu'elle les tue infailliblement. La forme thoracique, qui est la plus à craindre comme étant la plus dangereuse, est celle qu'elle revêt presque toujours chez les tuberculeux. Trois épidémies de grippe suffisent pour l'évolution complète d'un processus tuberculeux : la première la décèle, la seconde l'aggrave et la troisième résout fatalement le problème.

Chez les diabétiques, j'ai observé que la grippe diminue et fait même disparaître pendant quelque temps le sucre de l'urine, ce qui pourrait s'expliquer par la plus grande activité des combustions, lesquelles détermineraient l'oxydation complète des matières saccharines; mais il faut aussi tenir compte de l'existence de ce même résultat produit par l'antipyrine qu'ils prennent dans le cours de la maladie. Chez ces malades, la grippe a toujours été fatale lorsque à celle-ci s'est ajoutée une pneumonie ou une pleurésie ; et quand ils parviennent à échapper à ces phlegmasies, ils arrivent plutôt au terme fatal qui les attend en général, à la tuberculose.

Chez les cardiaques, l'influence de la grippe est tout autre. Le plus souvent l'évolution pathologique de la maladie reçoit un véritable coup de fouet, et les cas sont comptés où les toxines grippales — dont l'affinité pour le pneumogastrique, les ganglions et les fibres musculaires du cœur est bien démontrée — ne déterminent aucun accident qui aggrave l'état du malade et précipite la marche de la maladie. La grippe, plus que les autres maladies infectieuses, laisse parfois derrière elle une lésion cardiaque; mais dans beaucoup de cas elle vient seulement mettre en évidence des lésions jusque-là latentes et qui seraient longtemps restées telles, sans l'intervention de cette maladie.

Quant aux cancéreux, j'ai remarqué qu'ils étaient réfractaires à la grippe, ou alors elle se présentait chez eux sous une forme assez bénigne, et que n'aggravait point la maladie préexistante; mais, en général, toutes les maladies préexistantes s'aggravent; l'influenza y fait les plus grands ravages, et compromet sérieusement la vie du malade.

*
* *

J'aurai peu à dire relativement au traitement médical de la grippe qui ne soit point connu de tous les praticiens; mais comme mon idée, en choisissant cette matière, a été surtout d'exposer le fruit de mes observations particulières, je ne veux pas passer sous silence le traitement et la prophylaxie que j'ai suivis.

L'isolement des malades et la désinfection des logements m'ont donné de très bons résultats, tant pour éviter la contagion que pour diminuer la gravité des cas.

L'emploi d'eau filtrée (filtre Chamberland) a toujours été très utile.

L'hygiènc de la bouche, pharynx et fosses nasales, m'a aussi toujours donné d'excellents résultats, et les recommandations réitérées à mes clients d'éviter toute cause d'affaiblissement, les refroidissements, écarts de régime, et tout ce qui, en un mot, peut rendre le terrain favorable au développement des germes de la grippe, ont été très utiles toutes les fois qu'elles ont été accueillies et suivies.

Comme traitement préventif, je n'ai eu qu'à me

louer de l'emploi de l'arséniate de strychnine; ce même sel m'a donné toujours les meilleurs résultats, en l'associant aux divers médicaments requis par les différents symptômes, formes cliniques ou complications de la grippe; pendant la convalescence il agissait en tonifiant rapidement les malades, et leur épargnant les multiples accidents qui suivent la maladie.

La quinine, sous la forme de chlorhydrosulfate ou bichlorhydrate, a toujours été le grand agent antithermique, tonique et antiseptique que j'ai employé le plus pour combattre les principaux symptômes. Je l'associai à l'antipyrine pour combattre les manifestations douloureuses; mais j'ai eu un soin spécial de ne pas abuser de cette substance, car je n'ai pu me rendre compte moi-même de ce que j'ai lu ailleurs à son sujet : qu'elle retarde les convalescences par son action dépressive sur le cœur et les rend plus pénibles comme le fait la phénacétine.

Quand certains symptômes de la forme gastro-intestinale, comme les vomissements ou la diarrhée cholériforme ne permettent point de compter sur l'absorption des médicaments par les voies digestives, j'ai obtenu de grands avantages en administrant la quinine et l'antipyrine par la voie hypodermique.

Dans certaines formes, comme la pseudo-tuberculose, j'ai obtenu de brillants résultats par l'administration du calomel à doses réfractées, et par les pointes du thermo-cautère appliquées sur les endroits où la matité et les signes stéthoscopiques me signalaient la localisation du processus inflammatoire.

La toux opiniâtre que laisse la grippe, je l'ai dominée par l'usage prolongé de la terpine ou du terpinol associés à la codéine et au benzoate de soude.

L'hydrothérapie et le déplacement des convalescents (les faisant monter au Plateau central à la recherche d'un air plus sec et d'une température plus uniforme) ont aisément rendu à mes clients la santé qu'ils avaient perdue à la suite d'un empoisonnement comme celui que la grippe produit, et qui mérite bien les laborieuses recherches auxquelles se livrent les bactériologistes, les seuls qui pourront donner un jour à la science, la clef d'un traitement médical spécifique, méconnu jusque aujourd'hui.

Orizaba, le 10 février 1894.

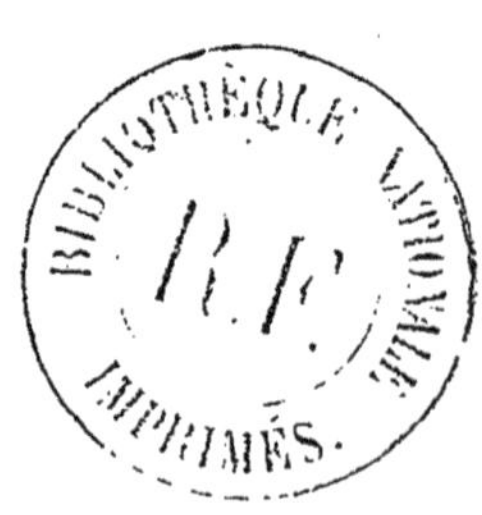

www.ingramcontent.com/pod-product-compliance
Ingram Content Group UK Ltd.
Pitfield, Milton Keynes, MK11 3LW, UK
UKHW020129080726
13614UKWH00005B/2118